WIE MAN CHRONISCHEN ARBEITSBEDINGTEN STRESS EFFEKTIV HEILEN KANN

SICH AM ARBEITSPLATZ NICHT MEHR ZU BELASTEN, AKUTE ÄNGSTE SCHNELL AUS DEM LEBEN ZU NEHMEN, EINE POSITIVE EINSTELLUNG ZU ENTWICKELN

Jorge O. Chiesa

Erste Ausgabe

Inhaltsverzeichnis

Einführung

Obwohl Stress Teil eines jeden arbeitsbedingten Problems ist, ist übermäßiger Stress nicht Teil davon. Wenn man gestresst ist, ist man nicht nur ein Magnet für alle Arten von "Krankheiten", sondern ruft auch Verantwortung und Unwirksamkeit hervor. Dies liegt daran, dass, wenn du körperlich und emotional aus dem Gleichgewicht bist, deine Fähigkeit, mit den Dingen umzugehen, weniger effektiv ist und deine Resistenz gegen Krankheiten ebenfalls gering ist. Hier erhalten Sie alle Informationen, die Sie benötigen.

Wenn du das Gefühl hast, dass du zu gestresst bist, bemühe dich, dich vor der totalen Zerstörung zu retten und Wege zu finden, deinen gegenwärtigen Zustand zu lindern. Es ist deine Entscheidung, die die Dinge für dich besser machen kann.

Warum sage ich das? Denn ob es dir gefällt oder nicht, die Dinge werden in den nächsten Tagen noch schlimmer.

Beenden der Belastung

Die Frage ist, wie wollen Sie den Stress bei der Arbeit beseitigen? Es gibt viele Möglichkeiten, Stress abzubauen, und die meisten von ihnen nutzen eine persönliche Konzentrationsebene. Hier sind einige nützliche Richtlinien.

Organisieren Sie Ihre Aufgabe nach ihrer Bedeutung und Zeit. Es gibt Aufgaben, die sehr wichtig sind, aber Ihnen genügend Zeit zum Trainieren geben würden. Daher sollte es neben dem Dringenden und Wichtigen aufgeführt werden. Sobald Sie mit der Kategorisierung fertig sind, erstellen Sie einen Plan mit einer Zeitachse und stellen Sie sicher, dass Sie eine RESTZEIT und einen FREIEN TAG darin enthalten haben.

Nutzen Sie Ihre Ruhezeit nicht, um eine unvollständige Aufgabe zu erledigen. Die

Ruhezeit ist für Geist und Körper. Dies wird es Ihnen ermöglichen, Ihr Gehirn und Ihre Nerven sowie Ihren Körper von dem Stress zu erholen, der durch zu viel Arbeit verursacht wird. Denke daran, dass du dafür verantwortlich bist, deine körperliche und emotionale Gesundheit in guter Form zu halten.

Ignorieren Sie keine Anzeichen von Müdigkeit, da dies zu einem ernsthafteren Problem führen könnte. Wenn du dich zu müde fühlst, ruh dich aus. Wenn du dich deprimiert, ängstlich und gereizt fühlst, dann mach weiter und ruh dich aus. Wenn du dich nicht auf das konzentrieren kannst, was du tust, und du das Interesse daran verlierst, bleib locker. Wenn Sie Alkohol und Drogen nehmen, um mit Stress umzugehen, hören Sie auf und denken Sie nach. Du hast bereits die Grenze erreicht. Lass dich nicht so weit bringen.

Strebe danach, deinen Arbeitsstress zu reduzieren, indem du dich gut um dich selbst kümmerst. Du kannst anfangen, deine körperliche und emotionale Gesundheit wiederherzustellen. Sobald diese beiden richtig angesprochen werden, wird es für Sie einfacher sein, Ihre anderen Bedürfnisse zu erfüllen, da Sie sich optimistischer und stärker fühlen werden, wenn Sie sich innen und außen besser fühlen.

Sobald Sie körperlich und emotional stabiler sind, ist Ihr nächster Schritt, um den Stress am Arbeitsplatz loszuwerden, die Organisation und Priorisierung der Dinge. Bemühen Sie sich, die Dinge zuerst zu organisieren und dann zu priorisieren. Sobald du dies getan hast, wirst du mehr geführt und erhältst die Kontrolle über die Dinge zurück. Auf diese Weise können Sie Stress mit Selbstbeherrschung und Selbstvertrauen gut bewältigen.

Die Gründe für den Stress am Arbeitsplatz

Mitarbeiter und Firmeninhaber haben ihren eigenen Anteil am Stress bei der Arbeit. Angestellte haben unterschiedliche Niveaus des Druckes verglichen mit Geschäftseigentümern, weil sie nicht viele wichtige Verantwortlichkeiten wie der Firmeninhaber haben. Daher können wir nicht sagen, dass nur die Basis Stress erfahren kann, denn im Großen und Ganzen haben auch Eigentümer und Manager ihre eigenen Kämpfe.

Die folgenden sind die wichtigsten Ursachen für Stress am Arbeitsplatz, die Mitarbeiter und Führungskräfte kennen sollten.

1. Die Hauptursache für Stress ist Überlastung. Selbst der herausragendste Mitarbeiter wird sich definitiv unter Druck gesetzt fühlen, wenn er für einen sehr begrenzten Zeitraum mit Arbeit bombardiert wird. Obwohl das irrational ist, passiert es immer wieder.

2. Im Gegenteil, es gibt auch Mitarbeiter, die sich gestresst fühlen, wenn ihnen weniger Verantwortung übertragen wird, insbesondere wenn sie Fälle von Entlassungen und Entlassungen sehen. Anscheinend wollen sie nicht erwischt werden, wenn sie nichts tun, da sie vielleicht der nächste Kandidat sind, der gefeuert wird.

3. Die Gefahr des Verlustes eines Arbeitsplatzes ist eine der Hauptursachen für Stress am Arbeitsplatz. Nach dem derzeitigen Stand unserer Wirtschaft ist die Arbeitsplatzsicherheit nicht konstant. Manchmal werden Entlassungen weitgehend vorgenommen, während die Einstellung gerade beendet wurde.

4. Die Förderung ist auch eine der Ursachen für Stress am Arbeitsplatz. In den meisten Fällen sind die Mitarbeiter in der Regel von ihrer täglichen Arbeit gelangweilt und möchten daher eine anspruchsvollere Arbeit erleben, um mehr Vergütung zu erhalten. Der Wechsel auf die nächste Ebene kann jedoch stressig sein zu wissen, dass es nicht nur eine Person ist, die eine Beförderung anstrebt, sondern fast alle Mitarbeiter, die in Bezug auf die Arbeitsleistung so fähig sind wie andere.

5. Eine weitere Ursache für Stress am Arbeitsplatz ist die falsche Arbeit. Wenn du an etwas arbeitest, das du nicht weißt, wird es dich wahrscheinlich verbrennen. Vor allem, wenn Sie zögern, jemanden um Hilfe zu bitten, den Sie kennen, der Ihnen bei Ihrem Dilemma helfen kann, weil Sie nicht als inkompetent wahrgenommen werden wollen, haben Sie den Stress verdoppelt.

6. Missmanagement kann auch ein ernsthafter Arbeitsstress sein. Wenn der Leiter der Organisation sein Team nicht leiten kann, fühlen sich die Untergebenen wahrscheinlich verloren und ziellos. Diese Situation kann dazu führen, dass das Team wandert und stagniert.

7. Ein schlechtes Arbeitsumfeld kann auch einer der Gründe sein, warum Mitarbeiter gestresst werden. Natürlich fühlt sich niemand wohl bei der Arbeit mit kaputten Bürogeräten, unzureichender Beleuchtung, lauten Umgebungen, unbequemen Möbeln und mehr.

8. Kein adäquates Unterstützungssystem kann auch für die Mitarbeiter eine Quelle von Stress sein. Das liegt daran, dass viele Dinge im Büro passieren und wenn es schlimmer wird, muss jemand im Weg sein, der ihnen hilft, das Problem im richtigen Verfahren zu lösen.

Wie kann man delegieren?

Gute, effektive Führungskräfte wissen, wie man delegiert. Du kannst nie effektiv sein, wenn du alle Dinge für dich selbst tust. Hör auf, Gott zu spielen, denn das ist unmöglich. Akzeptiere die Tatsache, dass, egal wie hell und geschickt du bist, es keine Möglichkeit gibt, dass du alles für dich selbst tun kannst. Wenn Sie delegieren, bedeutet das nicht, dass Sie nicht in der Lage sind, den Job zu erledigen. Es bedeutet, dass Sie die Befugnis haben, zu delegieren, weil Sie größere Verantwortlichkeiten haben, die Sie sich nicht leisten können, zu verlieren.

Stellen Sie sich vor, wie die Coca-Cola Company der wachsenden Nachfrage der Menschen gerecht werden kann, wenn nur eine Person daran arbeitet und das der Big Boss ist: Wie verrückt ist das? Natürlich wird der Eigentümer die Verantwortung an seine vertrauenswürdigen Mitglieder des Vorstands und deren Untergebenen delegieren, um die Nachfrage nach ihren Produkten zu decken.

Aus der Sicht eines Mitarbeiters gilt ein Vorgesetzter nicht als regulärer Mitarbeiter, nicht weil er eine besondere Person ist, sondern weil seine Aufgabe darin besteht, Mitarbeiter zu schulen und ihre Bedürfnisse zu verstehen, um zu wissen, wie man sie motivieren kann, ihre Arbeit effektiv zu erledigen. Dazu muss der Manager die Verantwortlichkeiten entsprechend delegieren.

Apropos Delegation von Verantwortlichkeiten: Es ist zwingend erforderlich, dass Sie Ihr eigenes Urteilsvermögen über Dinge, die delegiert werden können, und über Dinge, die nicht jemand anderem zugewiesen werden können, einsetzen. Sie arbeiten beispielsweise an einem speziellen Projekt, das Ihre Spezialisierung erfordert. Der gesunde Menschenverstand würde

Ihnen sagen, dass die Übertragung Ihrer Verantwortung an jemanden, der kein Experte auf Ihrem Gebiet ist, einen Fehler in jeder Hinsicht bedeuten würde.

Versuchen Sie außerdem, nicht ständig nur "Schmutzarbeit" zu delegieren, da dies den Eindruck erwecken könnte, dass Sie der Kapazität Ihrer Untergebenen keine Bedeutung beimessen. Geben Sie ihnen Verantwortung, die ihr Interesse wecken und von Zeit zu Zeit ihr volles Potenzial freisetzen kann.

In diesem Sinne delegieren Sie die Dinge, die am besten zu jedem Ihrer Untergebenen passen. Sie sollten Ihre individuellen Stärken und Schwächen sowie Ihr Engagement für das Erreichen von Ergebnissen berücksichtigen. Wenn Sie mit der Zuweisung von Aufgaben fertig sind, stellen Sie sicher, dass Sie Ihre Anweisungen klar und deutlich mit Begriffen geben, die für jedermann verständlich sind.

Sobald Ihr Computer betriebsbereit ist, sollten Sie seine Leistung regelmäßig überprüfen, damit Sie ihn messen können. Die Kontrolle über das Projekt und die regelmäßige Überwachung erhöhen die Erfolgsquote Ihres Teams. Während Sie jedoch überwachen, sollten Sie unbedingt ein entsprechendes Training durchführen, damit sich Ihr Team motivierter zur Arbeit und selbstbewusster zur Arbeit fühlt.

Natur in Ihrem Büro

Eine Möglichkeit, Stress bei der Arbeit zu reduzieren, besteht darin, etwas Natur in das Büro zu bringen. Ein einziges Lebenszeichen zu sehen, kann Ihre Stimmung und Ihre Einstellung zu stressigen Dingen verändern.

Studien zeigen, dass Topfpflanzen in Ihrem Büro helfen können, Giftstoffe in der Luft zu reduzieren, Müdigkeit zu verringern und das Auftreten von Krankheiten zu verringern. Daher werden die Krankheitsfälle jeden Monat drastisch reduziert.

Darüber hinaus verleihen Pflanzen nicht nur der langweiligen Aussicht auf Ihr Büro Farbe, sondern können auch zur Steigerung der Produktivität beitragen, da die Mitarbeiter weniger gestresst und gesund sind. Pflanzen können Giftstoffe im

Körper, die durch Strahlung von Computern, Mobiltelefonen und anderen strahlungsemittierenden Geräten verursacht werden, buchstäblich reduzieren. Mehr als das, hier sind einige der Vorteile, wenn Sie einige Pflanzen in Ihr Büro stellen.

✓ Hilft, die schädlichen Auswirkungen von Computern zu reduzieren.

✓ Absorbiert Luftschadstoffe, die zu einem saubereren, unbelasteten Büro führen können.

✓ Beseitigt schlechten Geruch.

✓ Es produziert mehr Sauerstoff, damit der Körper richtig funktioniert und der Geist klarer denkt.

✓ Kann gute Gefühle und ruhige Gedanken fördern.

Auf der anderen Seite reicht es nicht aus, Pflanzen in Ihr Büro zu bringen. Sie müssen auch für Ihre richtige Anordnung planen. Egal, wie Sie die Natur in Ihr Büro bringen möchten, denken Sie immer daran, dass sie Ihrem Zweck dienen soll und nicht umgekehrt.

Mach eine Pause.

Auch Maschinen brauchen einige Ruhezeiten, um richtig zu funktionieren. Untersuchungen zeigen, dass Mitarbeiter, die keine Pausen einlegen, wahrscheinlich schwere Krankheiten entwickeln, die sie die Ersparnisse ihres Lebens kosten können. Das ist definitiv nicht gut, wenn man bedenkt, dass wir alle für das Leben arbeiten, nicht für das Leben für die Arbeit.

Arbeite nicht zu hart.

In normalen Situationen arbeiten die Mitarbeiter lieber direkt als in der Pause, um Termine einzuhalten und Arbeitsüberlastung zu vermeiden. Die meisten Mitarbeiter können heute Multitasking betreiben, nicht weil sie es wollen, sondern weil sie es müssen. In einigen Unternehmen sind die Mitarbeiter gezwungen, in den Pausen zu arbeiten, um alle anfallenden Arbeiten abzudecken, da das Unternehmen nicht über genügend Personal verfügt.

Was die Geschäftsführer des Unternehmens nicht erkennen, ist, dass sie damit ihre Mitarbeiter dazu drängen, zu hart zu arbeiten, was schließlich zu Unproduktivität durch Stress und Krankheit führen wird. Unter diesen Bedingungen ist klar, dass das Unternehmen von dieser Situation nicht profitiert. Stattdessen verlieren sie, weil die Produktivität der Mitarbeiter geringer ist als die Ausgaben für Arztrechnungen zusätzlich zum bezahlten Krankenstand.

Als Mitarbeiter liegt es in Ihrer Verantwortung, sich um Ihre Gesundheit zu kümmern. Egal wie hektisch dein Zeitplan auch sein mag, mach deine Pausen und ruhe dich aus. Am besten planen Sie eine biologische Pause pro Stunde, um frische Luft zu atmen und kurz vor Arbeitsbeginn im Büro herumzulaufen.

Sie können auch einige Dehnungen vornehmen, um Rückenschmerzen und Krämpfe zu beseitigen. Dies sind einige der verschiedenen Dehnungen, die Sie während Ihrer Ruhezeit anwenden können.

✓ Kippen Sie Ihren Kopf langsam von einer Seite zur anderen.

✓ Bewegen Sie Ihre Hüften in einer kreisförmigen Bewegung. Mach das Gleiche mit deinen Schultern.

✓ Heben Sie ein Bein für ca. 10 Sekunden an, während das andere gerade ist. Das Gleiche gilt für das andere Bein.

✓ Strecken Sie Ihre Arme für ein paar Sekunden aus und drehen Sie die Handflächen.

✓ Machen Sie jede Bewegung, die Ihre Spannung in wenigen Sekunden lösen kann und lassen Sie Ihren Körper das Vergnügen spüren.

Beseitigt stressige Geräusche

Stress kann wie ein Tuch sein, das wir jeden Tag benutzen, wenn wir nichts dagegen unternehmen. Niemand in dieser verrückten Welt kann sich den Gefahren von Stress entziehen, aber jeder kann es auf die eine oder andere Weise vermeiden. Erfahren Sie, wie Sie stressige Geräusche in Ihrem täglichen Leben ausblenden und sich dafür entscheiden, positiver zu sein!

Es ist wahr, dass, wenn wir über Stressursachen sprechen, wir viele Dinge wie Überarbeitung, niedrige Löhne, verlängerte Arbeitszeiten, Familienprobleme, romantische Probleme, ärgerlicher Verkehr, hohe Rechnungen, endlose Fristen, lästige Mitarbeiter, klatschende Nachbarn, hartnäckige Kinder, abschreibende Bankkonten, steigende Hypothekenzinsen und vieles mehr identifizieren können.

Sie können diese belastenden Fälle in Ihrem täglichen Leben minimieren, wenn Sie wissen, wie Sie Stress effektiv bewältigen können. Der Schlüssel ist, kleine Verantwortlichkeiten nie unbeaufsichtigt zu lassen. Du musst verstehen, dass sich kleine Dinge, wenn sie unbemerkt bleiben, bis zu dem Zeitpunkt ansammeln, an dem du den größten Teil des Stresses nicht mehr bewältigen kannst.

Versuchen Sie, die Gewohnheit zu entwickeln, Verzögerungen zu vermeiden. Tue auch die einfachste und kleinste Aufgabe, die du in deinem Tagebuch hast, und du wirst feststellen, dass das Leben auf diese Weise viel einfacher ist. Es besteht keine Notwendigkeit, einen Experten einzustellen, der Ihnen hilft, mit Ihrem Stress fertig zu werden, da er zu Ihrer Belastung beitragen könnte, da er weiß, dass er Ihnen mehr berechnen kann, als Sie verdienen. Schließlich, wenn du wirklich so viel Druck im Leben durchmachen müsstest, würdest du immer noch etwas von ihr lernen, das dich noch weiser machen würde.

Dekontaminieren Sie Ihre Umgebung

Viele Menschen versuchen, aufgrund des Wunsches nach einem sauberen und friedlichen Arbeitsplatz, den Prozess der Entrümpelung, aber meistens scheitern sie. Um dies zu tun, müssen Sie sich zunächst entscheiden und die Grundlagen der Einfachheit und die Vorteile eines klaren Arbeitsplatzes kennen. Du kannst damit beginnen, kleine, wichtige Schritte auf einmal zu machen, denn wenn es eilig wird, kann nicht viel erreicht werden. Hier sind einige effektive Schritte, um Ihnen den Einstieg zu erleichtern.

Weisen Sie einen Platz für eingehende Dokumente zu. Manchmal verlieren wir wichtige Dokumente, denn nachdem sie bestätigt und an uns geliefert wurden, lassen wir sie automatisch an einem Ort zurück, an dem wir sie zum letzten Mal platziert haben. Legen Sie keine wichtigen Dokumente oder andere Dokumente, die Sie erhalten haben, auf den Schreibtisch einer anderen Person oder in Ihr Auto. Entwickeln Sie die Gewohnheit, Dinge an Ort und Stelle zu bringen.

Erstellen Sie eine übersichtliche Zone und machen Sie es vielen bekannt, Ihre Regel einzuhalten. Diszipliniere dich selbst, um diesen Bereich unordentlich und sauber zu halten. Du musst verstehen, dass du nicht die einzige Person im Büro bist, also kannst du erwarten, dass nicht jeder deine Regeln einhält. Dennoch, solange Sie Ihren Bereich frei von wirklich sauberem Durcheinander sehen, werden Sie sich irgendwann darauf einstellen und vorsichtiger werden, wenn es darum geht, seinen Regeln zu folgen. Sobald Sie mit einem kleinen, übersichtlichen Raum Erfolg hatten, erweitern Sie Ihr Limit, bis Sie Ihr gesamtes Büro verwalten können.

Du solltest für ein Zerfallsprogramm planen, sogar einmal pro Woche und sicherstellen, dass du es befolgst. Wenn die Zeit kommt, in der du verfallen musst, mach dich bereit, dich selbst zu disziplinieren, denn das bedeutet nicht, dass du immer von dieser Idee begeistert bist. Das Gute daran ist, dass es zu Ihrer Routine wird und Sie sich früher oder später an diese konstruktive Tätigkeit gewöhnen werden.

Weisen Sie eine Box für Dinge zu, die Sie nicht loslassen können, aber auch nicht verwenden können. Diese Dinge können Geschenke sein, die Sie nicht brauchen, aber wegen ihres sentimentalen Wertes behalten möchten. Legen Sie all diese Dinge in eine Box und lagern Sie sie irgendwo außerhalb Ihrer Website, aber sie müssen geschützt werden, um sicherzustellen, dass sie nicht beschädigt werden.

Gib die Dinge, die du nicht mehr benutzt, für wohltätige Zwecke.

Anscheinend wird es wenige Dinge geben,
die Sie aus Ihrer organisatorischen
Tätigkeit gesammelt haben und deshalb
haben Sie etwas zu spenden. Packe diese
Dinge in eine Kiste und gib sie der
Wohltätigkeitsorganisation deiner Wahl.

Prioritäten definieren

Bei der Arbeit können Sie erwarten, dass Sie mehrere verschiedene Projekte gleichzeitig bearbeiten. Um etwas nicht zu übersehen, ist es daher notwendig, es zu priorisieren. Die Sache ist die, dass ein Projekt genauso wichtig ist wie das andere. Wie willst du dann priorisieren? Fühlen Sie sich nicht überfordert von dieser Situation, verstehen Sie, dass, obwohl alles, wofür Sie arbeiten, genauso wichtig ist, ich bin sicher, dass sie nicht am selben Tag ablaufen werden. Hier sind die Schritte, die Sie unternehmen können, um zu erfahren, wie Sie Projekte priorisieren können.

Da es in diesem Kapitel um die Priorisierung von Projekten geht, sollte der erste Schritt darin bestehen, alle Ihre Prioritäten aufzulisten. Wenn du mit deiner Liste fertig bist, sortiere sie nach ihrer Wichtigkeit. Dies muss mit dem genauen Datum der Fristen geschehen, damit Sie sicher sein können, dass Sie die Frist überschreiten werden. Außerdem solltest du deine Liste aktualisieren und alles tun, was nötig ist, um deinen Fortschritt zu überprüfen.

Auf diese Weise werden Sie sich Ihrer letzten und unerledigten Aufgaben bewusst und können entsprechend handeln. Das Gute an der Priorisierung ist, dass es Ihnen nicht nur hilft, Ihre Gedanken und Handlungen zu organisieren, sondern es wird Sie auch inspirieren und motivieren, weiterzumachen, besonders wenn Sie große Fortschritte sehen, seit Sie mit der Arbeit an einem Projekt begonnen haben.

Lassen Sie uns nun auf die Details der Erstellung Ihrer Prioritätenliste eingehen. Damit Sie sich in Ihrem Unternehmen leiten lassen können, müssen Sie Ziele haben, um diese zu erreichen: Wie wollen Sie das machen? Sie müssen für jede der aufgeführten Aufgaben einen bestimmten Zeitplan festlegen. Dies wird Ihnen helfen, sich auch die kleinsten Details Ihres Projekts zu merken. Der Schlüssel ist, auch das kleinste Detail über Ihr Projekt auf Ihre Liste zu setzen, so dass alles abgedeckt ist.

Schließlich, stellen Sie sicher, dass Sie die einfachsten Aufgaben erledigen, denn wenn Sie vernachlässigen, werden sich kleine Dinge ansammeln und schließlich zu einer Ursache für Verzögerung und Panik werden, wenn sich die Frist nähert.

Übungen bei der Arbeit

Stress am Arbeitsplatz ist unvermeidlich. Dies liegt daran, dass Sie mit verschiedenen Arten von Menschen und verschiedenen Arten von Projekten arbeiten werden. Einige der Arbeiten können für Sie neu sein, und das Schlimmste, was passieren kann, ist, dass Sie kein Team oder jemanden haben, der Sie unterstützt, weil sie auch ihren eigenen Anteil an unerwünschten Arbeitslasten haben.

Wenn dies dir gerade jetzt passiert, solltest du damit umgehen, um dich vor Stress und Kollaps zu schützen. Es gibt viele Möglichkeiten, Stress bei der Arbeit abzubauen, eine davon kann sofort während der Bürozeiten durchgeführt werden. Ich spreche von Schreibtischübungen, die Ihnen helfen können, Stress im Alltag abzubauen. Hier ist die Liste.

1. Machen Sie eine gute Hinterstreckung. Wenn Sie bereits mehrere Stunden im Büro sitzen, nehmen Sie sich die Zeit, Ihren Rücken seitlich zu beugen, da es sich um eine gute Mittagsstrecke handelt. Stehen Sie dazu am Rand des Bürostuhls und strecken Sie Ihre Arme knapp über den Kopf und verriegeln Sie dann Ihre Finger. Kippe deinen Körper zur Seite und halte ihn dann fest, bevor du das Gleiche auf der anderen Seite tust.

2. Strecken Sie Ihren Hals, indem Sie Ihren Kopf nach vorne neigen, und fühlen Sie, wie Ihr Hals sich ausdehnt, indem Sie die Position für eine Weile halten, bis Sie sich entspannt fühlen. Tun Sie dies in eine andere Richtung, wie Sie es wünschen.

3. Dehne deinen oberen Rücken. Tun Sie dies, indem Sie aufrecht sitzen, wobei ein Arm über Ihren Körper gelegt wird und die andere Hand Ihren Arm direkt zwischen Ellenbogen und Schulter hält. Kreuze deine Arme und halte diese Position für ein paar Minuten. Wiederholen Sie die Schritte wie gewünscht.

4. Strecken Sie Ihr Bein aus. Tun Sie dies mit einem Schreibtisch, um eine gute Balance zu erhalten. Stellen Sie sich vor Ihren Schreibtisch und beugen Sie ein Bein, bevor Sie das andere zu Ihrem Gesäß ziehen, und fühlen Sie, wie Ihr Bein gestreckt wird. Halten Sie die Position für einige Augenblicke und wiederholen Sie den Vorgang wie gewünscht.

5. Stretche Hüften und Oberschenkel. Benutzen Sie Ihren Schreibtisch, um eine gute Balance zu halten, während Sie Ihr Bein auf und ab bewegen müssen. Stellen Sie sich vor den Schreibtisch und strecken Sie Ihr Bein nach hinten, bevor Sie das höhere Bein allmählich anheben und halten und dann absenken. Tue dies auf beiden Beinen noch ein paar Mal.

Fazit: Vorteile der Reduzierung von arbeitsbedingtem Stress

Arbeitgeber und Arbeitnehmer müssen arbeitsbezogene Probleme aufmerksam verfolgen und die Ursachen von Stress erkennen, um Gesundheits- und Wellnessprobleme anzugehen. Es gibt viele verschiedene Ursachen für Stress am Arbeitsplatz, darunter Überstunden, übermäßige Arbeitsbelastung, Arbeit am falschen Arbeitsplatz, Gruppenzwang, schlechte Unterstützung der Mitarbeiter und Entlassungen. Dies sind nur einige der vielen Gründe, warum viele Arbeitnehmer am Arbeitsplatz unter Stress stehen.

Du bemerkst, dass sich jemand gestresst fühlt, wenn er immer ängstlich, depressiv, leistungsschwach, immer müde und oft krank ist. Wenn Sie solche

Symptome verspüren oder jemanden kennen, der einige Anzeichen von Stress zeigt, ignorieren Sie es nicht, denn wenn Sie es tun, ist es sehr wahrscheinlich, dass Sie oder eine bestimmte Person, die unter zu viel Stress leidet, früher oder später zusammenbrechen werden.

Es gibt jedoch viele effektive Möglichkeiten, Stress zu bekämpfen. Um nur einige zu nennen, beginnen wir mit dem Selbsthilfeansatz. Erstens, denken Sie darüber nach und machen Sie eine Liste von allem, was Sie sich gestresst fühlen lässt. Wenn Sie denken, dass Sie es alleine bewältigen können, machen Sie einen progressiven Plan, um Ihnen zu helfen, die entsprechenden Maßnahmen zu ergreifen, um allmählich jeden Grund zu beseitigen, der Ihnen Stress verursacht.

Wenn Sie hingegen das Gefühl haben, dass Sie es nicht alleine schaffen, zögern Sie nicht, um die Zusammenarbeit mit jemand anderem zu bitten und Ihre

Bedenken zu besprechen, damit Sie richtig beraten werden können. Während Sie technische Probleme lösen, vergessen Sie nicht, sich um Ihre Gesundheit zu kümmern. Trainieren Sie so oft, damit Ihr Körper mit Stress fertig wird und die Kraft eines guten, ausreichenden Schlafes nicht unterschätzt wird.

Es gibt viele Vorteile beim Abbau von arbeitsbedingtem Stress im täglichen Leben. Erstens reduziert es die schlechte körperliche und geistige Leistungsfähigkeit, so dass es schnell auf jede Aufgabe reagieren kann. Zweitens reduziert es Krankheit und Krankheitsurlaub und verschafft Ihnen und Ihrem Arbeitgeber einen Vorteil. Drittens erhöht es die Produktivität am Arbeitsplatz, was zu mehr Zufriedenheit führt. Viertens, es erhöht Ihren Promotionsvorteil, wenn Sie sich mehr für Ihre Arbeit und Verantwortung engagieren. Fünftens, es reduziert die Ausgaben des Arbeitgebers aufgrund von

Arztrechnungen und wird auch das gesamte Wohlbefinden des Arbeitnehmers verbessern.

Die Welt kann ein ziemlich stressiges Umfeld sein, besonders am Arbeitsplatz. Deshalb ist es wichtig, die Anzeichen von Überlastung und Stress zu kennen, um dem ein Ende zu setzen. Egal wie viele Aufgaben Sie zu erledigen haben oder wie beschäftigt Sie sind, wenn Sie einige der oben genannten Techniken anwenden, sind Sie sicher, dass Sie Ihren Stress reduzieren und ein glücklicheres Leben führen werden. Niemand will ständig gestresst sein, also nutzen Sie diese Tipps, um Ihr Leben heute zu verändern!

Jetzt ja, ich wünsche dir das Beste für deine Ergebnisse, und denk daran, alles ist praktisch; Theorie ohne Handeln nützt dir nichts. Es bringt alles, was man lernt, in das wirkliche Leben.

Eine große Umarmung, dein Freund, Jorge!

Übrigens, wenn Sie Ihre Ergebnisse nach und nach erreichen, empfehle ich Ihnen sehr, wenn Sie Ihre sozialen Fähigkeiten bei der Arbeit verbessern wollen, mein Buch "Wie Sie mit Ihren Arbeitspartnern gut werden", ist ein Buch, das Ihnen sicherlich helfen wird, viel besser mit anderen zu kommunizieren.

Sie können es ohne weiteres in der Amazon-Suchmaschine finden, wie z.B.: "HOW TO TAKE YOU WELL WITH YOUR WORKING PARTNERS" oder auf der Suche nach meinem Namen, wie: "Jorge O. Chiesa"..... *Ich wünsche Ihnen noch einmal viel Erfolg bei Ihren Ergebnissen!*